Ta 29 18

T. 1531
3g

TABLEAUX SYNOPTIQUES

DES

ARTÈRES

EXPOSANT AVEC LA PLUS GRANDE CLARTÉ LA DISPOSITION GÉNÉRALE DE CE SYSTÈME DE VAISSEAUX ET LES RAPPORTS
DE SES NOMBREUSES PARTIES ENTRE ELLES ET AVEC LES TRONCS PULMONAIRE ET AORTIQUE

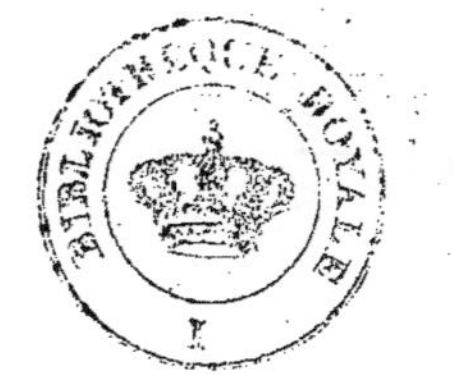

Par J.-B. CURY.

PARIS,

CHEZ CROCHARD ET Cie, PLACE DE L'ÉCOLE DE MÉDECINE, N° 13.

1835

TABLEAUX SYNOPTIQUES DES ARTÈRES.

AVIS SUR LA MANIÈRE DE SE SERVIR DE CES TABLEAUX.

Les tableaux que je présente à messieurs les étudiants sont principalement destinés à offrir à ceux d'entre eux qui commencent en anatomie l'ensemble du système artériel. Je ne les leur donne pas, on l'imagine bien, comme pouvant suffire à l'étude complète de cette branche de la science; je les renvoie pour cela aux excellents traités du célèbre Bichat, de MM. Cruveilhier, Boyer, Cloquet et d'autres savants anatomistes. Je ne discuterai pas ici l'avantage d'une méthode d'ensemble; il faut être de mauvaise foi pour ne pas convenir de sa commodité. Voir en perspective, apprécier en masse, puis juger des détails les uns par les autres et par rapport à la masse, est à mon avis la voie la plus naturelle qu'on puisse suivre pour acquérir toute espèce de connaissances. C'est dans cet esprit que j'ai construit ces tableaux. Le commençant y verra donc le tronc pulmonaire dont les divisions se rendent bientôt dans les poumons pour s'y subdiviser à l'infini, l'arbre aortique, les branches plus ou moins ramifiées qui en émanent, leurs terminaisons. A une époque plus avancée de ses études, la simple inspection de ces tableaux réveillera en lui le souvenir de nombreuses particularités qui se rattacheront à leur objet. Ce ne sera pas non plus sans fruit qu'ils seront consultés avant le temps où l'on s'occupe particulièrement de l'artériologie ; c'est-à-dire qu'en étudiant l'ostéologie et la myologie, la connaissance des rapports des os et des muscles avec les vaisseaux artériels ne sera bien fixée dans l'esprit qu'autant que l'origine et l'ordre de successibilité du vaisseau qui aura servi de terme de rapport seront bien connus. C'est ainsi qu'après avoir découvert les points d'insertions d'un muscle, du masséter, par exemple, dont on viendra de faire la préparation sur le cadavre, et que pour savoir avec quoi il est en contact, on lira dans un traité d'anatomie : la face externe de ce muscle est recouverte en arrière par la glande parotide, en bas par le muscle peaucier, au milieu par le conduit de Sténon, par le nerf facial, par l'artère transversale de la face, et qu'on aura constaté la présence de ces organes, on aura à se demander : d'où vient cette artère ? En jetant les yeux sur le 2me tableau on verra en un instant qu'elle est fournie par la temporale, que cette temporale résulte de la terminaison de la carotide externe qui elle-même est une des branches de division de l'artère carotide primitive ; puis en rétrogradant au premier tableau, on reconnaîtra que cette carotide primitive est fournie à gauche par l'aorte à sa crosse, qu'à droite elle est une des deux branches de la bifurcation du tronc brachio-céphalique qui lui-même naît de la crosse de l'aorte. On aura pour le moment tout ce qu'il importe de savoir relativement à l'artère transversale de la face, sans s'être beaucoup distrait de l'attention portée sur le masséter qui faisait l'objet principal de l'étude actuelle. Ne gagnera-t-on pas infiniment plus à recourir ainsi aux tableaux qu'à faire ce genre de recherches dans un ouvrage étendu, des nombreuses pages duquel il faudra extraire ce qu'on a alors intérêt de connaître. Qu'on procède de la même manière à propos d'autres muscles et d'autres organes quels qu'ils soient, et l'on verra combien il sera facile, lorsqu'on en sera à l'artériologie, de rapprocher ses éléments de rapports et ses idées d'ensemble ; on sera étonné d'en posséder déjà autant sur cette matière qu'on regarde ordinairement et avec raison comme très-compliquée, et qu'on aborde presque toujours avec un certain effroi. En effet, qu'est-ce qui complique surtout cette étude ? si ce n'est l'examen des points de contiguité des artères avec tout ce qui les environne.

Je ne donnerai pas à mon travail plus d'importance qu'il n'en mérite ; mais j'ose croire qu'il sera de quelque utilité. J'en appelle à ceux de messieurs les étudiants qui ont déjà pris copie de mon manuscrit et à plusieurs autres d'entre eux qui m'ont pressé de le livrer à l'impression.

Je ne tarderai pas à faire paraître des planches lithographiées qui représenteront toutes les artères désignées dans ces tableau, et dont je puis d'autant mieux garantir l'exactitude qu'elles ont dessinées par moi, d'après nature.

ARTÈRE PULMONAIRE ET SES DIVISIONS.

DU VENTRICULE DROIT DU COEUR *naît* — *l'*Artère pulmonaire *divisée en* {
1. Branche pulmonaire droite *divisée en* — 3 branches subdivisées à l'infini *dans le poumon droit.*
2. Ligament arrondi (canal artériel *chez le fétus*).
3. Branche pulmon. gauche *divi. en* —2 branches subdivisées à l'infini *dans chaque lobe du poumon gauche.*

BRANCHES ET DIVISIONS PRIMORDIALES DE L'ARTÈRE AORTE.

L'ARTÈRE AORTE *fournit*

1. *à son origine.* {
1. A. coronaire gauche du cœur *ou* cardiaque antérieure.
2. A. coronaire droite du cœur *ou* cardiaque postérieure.

2. *à sa crosse* . . {
A gauche { 1. A. carotide primitive.
2. A. sous-clavière.
A droite —1. A. brachio-céphalique *divisée en* { 1. A. carotide primitive.
2. A. sous-clavière.

3. *dans le thorax.* {
1. Les A. bronchiques, droite *et* gauche.
2. Les A. œsophagiennes *au nombre de* 4, 5 ou 6.
3. Les A. médiastines postérieures.
4. Les A. intercostales inférieures ou aortiques *au nombre de* 8, 9 ou 10.

4. *dans l'abdomen.* {
1 Les A. diaphramatiques inférieures , droite *et* gauche.
2. A. cœliaque.
3. A. mésentérique supérieure.
4. A. mésentérique inférieure.
5. Les A. capsulaires moyennes, 1 *de chaque côté.*
6. Les A. rénales *ou* émulgentes.
7. Les A. spermatiques.
8. Les A. lombaires, 4 ou 5 *de chaque côté.*

5. *de sa bifurcation résultent* — les A. iliaques primitives droite *et* gauche *chacune divisée en* { 1. A. iliaque interne.
2. A. iliaque externe.

ARTÈRE CAROTIDE PRIMITIVE.

A. CAROTIDE PRIMITIVE. *divisée en*

1. A. Carotide externe. *fournit*

1. A. thyroïdienne supérieure *donne*
   1. Rameau laryngé.
   2. Rameau crico-thyroïdien.

Terminaison de la thyroïdienne supérieure *par* — 3 branches

2. A. linguale *donne* . . .
   1. Dorsale de la langue.
   2. Sublinguale.

Terminaison de la linguale *sous le nom de* Ranine.

3. A. faciale *ou* labiale *ou* maxillaire externe *fournit*
   1. Palatine inférieure.
   2. Sous-mentale.
   3. Coronaire *ou* labiale supérieure.
   4. Coronaire *ou* labiale inférieure.
   5. Les dorsales du nez.
   6. Les musculaires supérieures.

4. A. pharyngienne ascend. *ou* inf. *div. en*
   1. Br. pharyngienne.
   2. Br. méningée.

5. A. occipitale *donne.* — 1. Mastoïdienne postérieure.

6. A. auriculaire postérieure *donne* — 1. Stylo-mastoïdienne.

*Division de l'*auriculaire postérieure *en* — 2 branches.

*Terminaison de l'*A. carotide externe *par.* . . . .

1. A. Temporale. *fournit*
   1. Transversale de la face.
   2. Les auriculaires antérieures.
   3. Temporale moyenne.

A. Maxil. int. *fournit*
   1. Méningée moyenne *ou* sphéno-épineuse.
   2. Dentaire inférieure.
   3. Temporale profonde postérieure.
   4. Massetérine.
   5. Les ptérygoïdiennes.
   6. Buccale.
   7. Temporale profonde antérieure.
   8. Alveolaire.
   9. Sous-orbitaire.
   10. Vidienne.
   11. Ptérygo-palatine *ou* pharyngienne supérieure.
   12. Palatine supérieure.

Terminaison de la maxillaire interne *par* — Sphéno-palatine.

2. A. Carotide interne. *fournit*

1. A. Ophtalmique *donne*
   1. Lacrymale.
   2. Centrale de la rétine.
   3. Sus-orbitaire *ou* sourcillaire *divisée en*
      1. Branche interne.
      2. Branche externe.
   4. Les ciliaires postérieures.
   5. Les ciliaires longues *au nombre de deux.*
   6. Musculaire supérieure.
   7. Musculaire inférieure.
   8. Ethmoïdale postérieure.
   9. Ethmoïdale antérieure.
   10. Palpébrale supérieure.
   11. Palpébrale inférieure.

*Terminaison de l'*ophtalmique *par*
   1. Nasale,
   2. Frontale.

2. A. communicante de Willis.

3. A. choroïdienne.

4. A. cérébrale antérieure *anastomosée avec celle du côté opposé forme* — A. communicante antérieure.

Continuation de la cérébrale antérieure *sous le nom de* — Calleuse.

5. A. cérébrale moyenne.

ARTÈRE SOUS-CLAVIÈRE.

A. SOUS-CLAVIÈRE *fournit*

1. A. vertébrale *donne* { 1. spinale antérieure. / 2. spinale postérieure. / 3. cérébreuse inférieure.

L'A. vertébrale *se réunissant à celle du côté opposé forme* — basilaire *donne* — cérébelleuse supérieure.

Terminaison de la basilaire *par les* cérébrales postérieures, *une de chaque côté.*

2. A. thyroïdienne inférieure *donne* — 1 cervicale ascendante

3. A. mammaire interne *donne* { 1. Médiastine antérieure. / 2. Diaphragmatique supérieure.

Terminaison de la mammaire interne *par* . . . . . { 1. Branche externe. / 2. Branche interne *anastomosée avec* — épigastrique.

4. A. inter-costale supérieure *donne* { 1. Branche postérieure. / 2. Branche externe.

5. A. cervicale transverse *ou* scapulaire postérieure *fournit* — 1 cervicale superficielle.

6. A. scapulaire supérieure.

7. A. cervicale postérieure *ou* profonde.

*Continuation de l'*A. sous-clavière *sous le nom de* — A. axillaire *fournit*

1. acromiale *divisée en* { 1. Branche supérieure. / 2. Branche inférieure.

2. Thoracique supérieure.

3. Thoracique inférieure *ou* longue *ou* mammaire externe.

4. Scapulaire inférieure *ou* commune *divisée en* { 1. Branche inférieure. / 2. Branche supérieure.

5 Circonflexe postérieure.

6. Circonflexe antérieure.

*Continuation de l'*A. axillaire *sous le nom de* — A. brachiale *fournit.* { 1. Humérale profonde *ou* collatérale externe. / 2. Collatérale interne.

*Division de l'*A. branchiale *en*

1. A. radiale *donne.* . . { 1. Récurrente radiale. / 2. Dorsale du carpe. / 3. Dorsale du métacarpe. / 4. Dorsale du pouce.

*Terminaison de l'*A. radiale *par* — l'arcade palmaire profonde *donne* { 1. Rameaux supérieurs. / 2. Rameaux inférieurs *au nombre de* 5. / 3. Rameaux antérieurs. / 4. Rameaux postérieurs (A. perforantes 3).

2. A. Cubitale *donne* . . { 1. Récurrente cubitale antérieure. / 2. Récurrente cubitale postérieure. / 3. Branches externes. / 4. Branche antérieure. / 5. Branches postérieures *ou* A. inter-osseuse *divisée en* { 1. Inter-osseuse antérieure. / 2. Inter-osseuse postérieure *fournit* — radiale récurrente.

Terminaison de la cubitale *par* — l'arcade palmaire superficielle *donne* — *les* collatérales des doigts.

ARTÈRES QUE L'AORTE FOURNIT DANS LE THORAX.

L'AORTE PECTORALE *fournit*
1. A. bronchique droite *divisée en* — 5 rameaux.
2. A. bronchique gauche *divisée en* — 4 rameaux.
3. A. œsophagienne *au nombre de* 2, 3, 4, 5 ou 6.
4. A. médiatines postérieures.
5. A. inter-costales inférieures ou aortiques *au nombre de* 8, 9 ou 10, *chacune divisée en* . . . , { 1. Branche dorsale. / 2. Branche inter-costale *divisée en* { 1. Rameau inférieur. / 2. Rameau supérieur. }

ARTÈRES QUE L'AORTE FOURNIT DANS L'ABDOMEN.

L'AORTE ABDOMINALE *fournit*

1. A. diaphragmatiques inférieures droite *et* gauche, *chacune divisée en* . . . . { 1. Branche antérieure / 2. Branche externe. }

2. A. cœliaque *divisée en*
- 1. A. coronaire stomachique *fournit* { 1. Branches œsophagiennes. / 2. Branches gastriques. }
- 2. A. hépatique *donne* { 1. Pylorique. / 2. Gastro-épiploïque droite. }
  - *Division de l'A.* hépatique *en* { 1. Branche droite *fournit* — cystique. / 2. Branche gauche. }
- 3. A. splénique *donne* { 1. Branches pancréatiques. / 2. Gastro-épiploïque gauche. }
  - *Division de l'A.* splénique *en* 5 ou 6 branches *donnent* — vaisseaux courts.

3. A. mésentérique supérieure *donne*
- *par sa concavité* { 1. Colique droite supérieure. / 2. Colique droite moyenne. / 3. Colique droite inférieure. }
- *par sa convexité* — 15 à 20 rameaux intestinaux.

4. A. mésentérique inférieure *donne* { 1. Colique gauche supérieure. / 2. Colique gauche moyenne. / 3. Colique gauche inférieure. }
- *Division de l'A.* mésentérique inférieure *en* — hémorrhoïdales supérieures *anastomosées avec les* hémorrhoïdales moyennes *et* inférieures.

5. A. capsulaires moyennes, 1 *de chaque côté*.
6. A. rénales *ou* émulgentes.
7. A. spermatiques.
8. A. lombaires, 4 ou 5 *de chaque côté*.

ARTÈRES QUI RÉSULTENT DE LA BIFURCATION DE L'AORTE.

L'aorte *donne un peu au-dessus de sa bifurcation.* — A. sacrée moyenne *ou* antérieure.

A. ILIAQUE PRIMITIVE *divisée en*

1. A. Iliaque interne ou hypogastrique *fournit*

1. A. ilio-lombaire *divisée en*
  1. Branche ascendante.
  2. Branche transversale *divisée en*
    1. Rameaux superficiels.
    2. Rameaux profonds.

2. A. sacrée latérale *donna*
  1. Rameaux externes.
  2. Rameaux internes.

3. A. fessière *ou* iliaque postérieure *divisée en*
  1. Branche superficielle.
  2. Branche profonde.

4. A. vésico-prostatique (*CH.*) une des vésicales.
5. A. ombilicale *presque entièrement oblitérée chez l'adulte.*
6. A. obturatrice
7. A. hémorrhoïdale moyenne
8. A. génitale *ou* honteuse interne

fournissent Vésicales.

Division de l'A. génitale *en*
  1. Branche inférieure *donne* — Hémorrhoïdales inférieures.
  Continuation de la branche inférieure *par* — A. de la cloison.
  2. Branche supérieure *donne* — Transverse du périnée.

9. A. utérine.

Division *de la* branche supérieure *en*
  1. A. Du corps caverneux.
  2. Dorsale de la verge.

10. A. vaginale.

Continuation apparente de l'A. iliaque interne *par* A. ischiatique.

2. A. Iliaque externe *donne*
  1. A. épigastrique.
  2. A. iliaque antérieure *ou* circonflexe iliaque.

Continuation de l'A. iliaque externe *sous le nom de* A. crurale *ou* fémorale *fournit*
  1. A. sous-cutanée abdominale.
  2. A. honteuse externe superficielle *ou* sous-cutanée.
  3. A. honteuse externe profonde *ou* sous-aponévrotique
  4. A. Musculaire superficielle *donne*
    1. Rameaux ascendans.
    2. Rameaux descendans.
  5. A. musculaire profonde *donne*
    1. Circonflexe externe.
    2. Circonflexe interne.
    3. Perforante supérieure.
    4. Perforante moyenne.
    5. Perforante inférieure.

Continuation de l'A. crurale *sous le nom d'*A. poplitée.

(Suite du 5ᵉ tableau.) **ARTÈRES QUI RÉSULTENT DE LA BIFURCATION DE L'AORTE:** (6ᵉ TABLEAU.)

A. POPLITÉE *fournit*

1. A. articulaire supérieure interne *quelquefois au nombre de 2 ou 3.*
2. A. articulaire supérieure moyenne.
3. A. articulaire supérieure externe.
4. A. jumelles au nombre de 2.
5. A. articulaire inférieure interne.
6. A. articulaire inférieure externe.
7. A. tibiale antérieure *donne*
    1. A. malléolaire interne.
    2. A. malléolaire externe.

*Continuation de l'*A. tibiale antérieure *sous le nom de* A. pédieuse *donne*

1. Branches internes très-nombreuses.
2. Branches externes plus nombreuses *dont 2 ont reçu les noms particuliers de*
    1. A. du tarse.
    2. A. du métatarse donne
        1. *Par sa concavité* — *plusieurs rameaux.*
        2. *Par sa convexité* — A. inter-osseuses dorsales du pied *au nombre de 3. Division de chacune des* inter-osseuses *en* — 2 rameaux.
3. Branche assez considérable *innominée divisée en* — 2 rameaux.

*Division de l'*A. pédieuse *en* . . . . , . . . 2 . . . . .
1. Branche externe.
2. Branche interne.

Division de l'A. poplitée *en*

1. A. péronière *fournit*
    1. Rameaux externes et postérieures.
    2. Rameaux internes.

    Division de l'A. péronière *en* . . . . .
    1. A. péronière antérieure.
    2. A. péronière postérieure.

2. A. tibiale postérieure *divisée en*
    1. A. plantaire interne.
    2. A. plantaire externe *anastomosée avec la* branche externe *de l'*A. pédieuse *forme* — *l'arcade plantaire d'où naissent*
        1. Des branches supérieures ou A. perforantes postérieures *au nombre de 3 anastomosées avec les* rameaux inter-osseux *de l'*A. du métatarse.
        2. Des branches inférieures et postérieures.
        3. Des branches antérieures *au nombre de 4 dont les* dernières *fournissent chacune* — 1 rameau perforant antérieur *anastomosé avec* — les rameaux de l'A. du métatarse.

        Divis. de chacune de ces 3 branches *en* — 2 rameaux collatéraux.

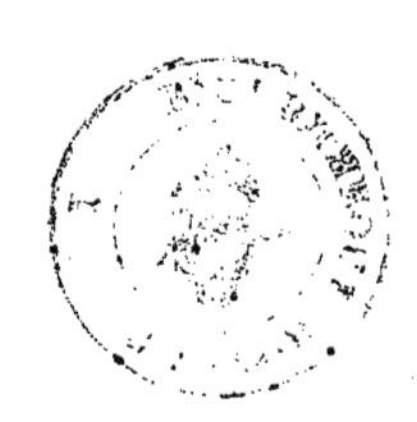